1 　はじめに

　最初に免責事項を書いておく。筆者は医者ではない。医療者のカテゴリにも入らない。単なる断食マニアだ。これから医学っぽい話をたくさん書くが、その信憑性は自分で調べてもらいたい。この冊子を医者に見せて、ここに書かれていることは本当なのかと話を聞くことを勧める。嘘が書いてあると言われたら連絡してほしい。

　また、この冊子は健康な人を想定して書いている。なぜなら病気の人の対応は医者の仕事で、そもそも病気の種類など無数にあるのだから、いちいち対応しきれないからだ。たまに「自分は肥満症だから断食をする」という人がいるが、肥満症も病気であるのだから医者の領分だ。断食をしていい場合とそうでない場合がある。その判断を素人がしてはいけない。

　もう一つ懺悔をしておく。本来この冊子には実体験談が入る予定だった。この通りにやって 20 kg くらいダイエットに成功したぞというマウントとともに発行する予定だったのだが、そもそも慢性的に忙しすぎたし、急な人事異動とインフルエンザをくらってしまい、断食実践ができなくなってしまった。それで「理論」だけに絞ってまとめることにした。いかにも頭でっかちで机上の空論に見えるかもしれないが、そもそも筆者は過去からかなりたくさんの回数の断食を繰り返してきたから、経験をまじえて理屈を語るのでもそこそこの価値はあろうと思っている。懺悔を加えるなら、この冊子は 2011 年に出した『食べ放題でダイエット』[*1] という冊子の延長にある。大きく書き直しているので新刊として扱うが、基本的な部分に重複があることを否定しない。

2 　断食の精神論

2.1 　医者の限界

　断食以前に、とても多くの人がダイエットの目的について誤解している気がする。ダイエットというのは単に痩せることが目的ではない。「痩せている状態が身体にとって安定な状態にする」ことが目的である。両者は全然違う。痩せるだけなら理論なんて必要ない。努力と根性でゴリ押しすればいい。1 日あたり 1kg ずつ体重を減らせる。しかしこれは水分が抜けただけだから、断食をやめればすぐに元通りだ。そうではなくて「痩せている状態が身体にとって安定な状態にする」というのは、少々暴食をしても、身体がそれを不安定と感じて、脂肪を貯めずにもとの痩せた体重に戻してしまうような身体状態である。これが極めて難しいことであることは想像に難くないし、概ねダイエットが失敗するのも単に「痩せればいいんだろ」と短絡して、なめてかかるからという側面がある。しか

[*1] https://id.ndl.go.jp/bib/000011154832

も何度も失敗すると、失敗すること自体に慣れてしまい、「どうせ失敗するから」といってダイエット自体を放棄してしまう。これでは全くダメだ。

であるから、申し訳ないけれども、ダイエットというものは余人が思うより大変だ。食欲という名の本能と戦わないといけない。しかも三日耐えれば大勝利というものでもない。麻薬中毒から社会復帰するようなもので、本当は数年単位の長期戦だ。はっきりいって、とてつもなく苦しい。努力と根性でなんとかなるものではない。世の中には、食べたものを記録すればいいとか、特別の何かを食べれば痩せるとか、何かの電気刺激を与えるとか、いろいろと魅力的な方法論が溢れているが、だいたいこれらは苦しさに打ち勝てない。苦しいことなんて、そもそも続くわけがない。すべての人間はダメ人間なのだ。

落ち着いて考えてみよう。人は苦しいときにどうするだろうか。テストに落ちたり、会社で理不尽に dis られたり、先の見えない借金にうんざりしたとき、まずは気を紛らわすべく色々やってみるだろう。ネットで延々と動画を見たり、青春 18 きっぷで行けるところまで行ったり、カラオケで絶叫したりする。しかしこれではだいたい解決にならない。何をやっても終わってしまえば哀しい現実が迫ってくるからだ。それで次にやるのは逃げ道を探すことだ。ダイエットに関して言えば、世の中には「何かをやれば OK」というような逃げ道的謎商品が溢れている。秘境の奥地で見つかったという謎の食物とか、高周波や高次元やマイナスイオンで何とかしてくれるものとか、いろいろだ。しかしだいたいこういうものを買っても、あまり効果はない。分厚い問題集と同じで、買っただけで満足してしまって、ほとんど使わないものだ。結局のところ、最終的には食事量を減らして運動するしかないのだし、それはどうやったって苦しい。それで苦しいとき最終的に人間がどうするかというと、理屈をつけて呑み込むことになる。宗教的な発想は最も簡単だ。「これは神の試練である、痩せないと死んで地獄行き」とか「自分が甘いものを好きなのはUFO に拉致されてアブダクションを受けた結果なので宇宙人の支配から脱するために誘惑に打ち勝たねばならない」とか、そういうやつだ。しかしこれらもだいたい証拠不十分なので、どこかで負けて「メシが美味ければ地獄行きでも宇宙人の手先でも何でもいいです」といってバクバク食べ始める。人間はどこまでいってもダメ人間である。ダメであることを諦め、ダメであることを受容するしかない。健康診断で悲惨な結果を叩き出し、医者の前に引きずり出されて説教を受けるが、だいたいの医者は理屈も何もなく「痩せなさい」としか言わない。これから大会に向かって出発する選手に、勝つための戦術は何も言わずに「勝て」としか言わない監督のようなものだ。意味がないどころか迷惑でさえある。しかも医者は、まともであればあるほど「断食はダメ」「糖質の完全カットもダメ」といって安易な方法を潰しにかかる。努力と根性で勝てるわけがないのに、運動だの摂食だの、努力と根性を求めてくるのが現在の医療である[2]。無理だ。

---

[2] 医者がメカニズムを教えてくれないというのは実は医者が悪いわけでもない。人体のメカニズムが複雑すぎるため、現代の医療では「A という条件で実験したら B という効果がありました」という事実のみを根拠にして「B を得たければ A をやれ」と結論づける。そこにはメカニズムの考察なんてない。医者が謙虚であればあるほど事実と結果の対応だけを見るから、それしか言わなくなる。

ならば何が必要か？　理屈である。どうしてダイエットが必要であるのかの理屈。どうしてシンプルな断食はダメなのかの理屈。どうして糖質完全カットはダメなのかの理屈。医者が「どうせ庶民に話しても理解されるのは無理」といって教えてくれない、超絶複雑な身体のメカニズム。でもそれを知らないとダメなのだ。理屈を知ってこそ、地雷を回避した正しいダイエットの方法論が見えてくるのだ。だからこの冊子はそこに絞っている。できるだけ嘘ではない（だろう）事実に基づいてダイエットの理屈を説明する。超絶複雑なので適当に端折って要点だけだ。ある程度は理屈で納得しないと本能に勝てるはずがない。苦しみから逃れようとして、ありとあらゆる屁理屈をつけて食べようとするときに、ビシッと反論できるための理屈。それが医者の説明にも巷のダイエット本にも圧倒的に足りないのである。

2.2　空腹の種類

　「空腹に種類がある」といったらどれほどの人が納得するだろうか。多分あまりいないだろう。経験から言えば断食を2週間くらいやったときに感じるのが恐怖感を伴う「ヤバい空腹」であり、それ以外の空腹は我慢しても命には別状はない。むしろ食べてから1時間とか2時間で感じる空腹は「偽空腹」の類で、気合で耐えないといけないやつだ。偽空腹なので、耐えているといつのまにか空腹を感じなくなる。これを誤って空腹だからと追加摂取をすると、ひどく太ることになる。

　食べてから数時間程度で感じる普通の空腹は、胃酸に関係していることがある。空気を飲み込んでそれをゲップで出すことを数回繰り返し[3]、5分くらい時間を置くと不思議と空腹が消えることがある。あるいは水を飲んでも良い。どこかに塩酸のセンサーでもあるのかないのか、とにかく胃酸が濃くなると感じるタイプの空腹だ。このタイプの空腹も無視して命に別条はない。

　次によくある空腹は「気持ち悪さ」が伴うものだ。これは断食半日くらいから起こるもので、空気や水を飲むくらいでは解消されない。原因は二つあり、一つはケトン体の合成によるもの。もう一つは血糖低下に関係するもので、運動などをして血糖値を上げると、フッと消えることがある。しかし血糖値が下がってくるとまた気持ち悪くなってくる。実は断食中に感じる主要な空腹はこの類で、これは断食中ずっと続く。命に問題はないので無視すればいい。

　断食10日目から2週間程度で、突然襲ってくる恐怖感を伴う空腹。これはまずいやつだ。実はこの境界を越えると劇的に痩せるのだが、反面危険さを伴う。であるので、この「恐怖感を伴う空腹」がやってきたら医療者のお世話になった方がいい。具体的には医者の管理下で応急処置ができるようにして断食をすることになる。あるいは断食などさっさとやめるかだ。伝統的な断食修行場では、このタイプの空腹を感じてから先が本当の修行開始として扱われるのだが、危険があるので現在では1週間以上の連続断食は許可されな

---

[3] マナー的に微妙だからトイレなどでやるべきだ。

いことも多い。

　実際には空腹にはもっともっとたくさんの種類がある。例えば血液の塩分濃度に関係があるタイプの空腹があり、経験的にはナトリウムが多いとなんともいえない独特の空腹感になりやすい。ただしこれは個人差が大きい。困ったことに日本語にはこうした空腹の種類を絶妙に区別する単語がないから、人それぞれに「あ、この感じの空腹はこのタイプだな」というのを経験蓄積するしかない。

　ざっくりした一般論を書くならば、空腹と一括して言っても、身体が何を欲しているか、何が不足しているかによって感じ方が違う。その微妙な差を注意して感じ取らなくてはいけない。もし野菜が不足して空腹になっているときに、空腹だからといってごはんを食べても、空腹は癒やされない。癒やされないからたくさん食べてしまい、しかしごはんから得られる栄養が不足しているわけではないから、それはそのまま脂肪となって蓄積されてしまう。リバウンドはしばしばこういうメカニズムで起きる。もしちゃんとそれが野菜タイプの空腹だと分かれば、最適なもの（おそらくサプリ）を最小限だけ摂取できるから、蓄積されない[*4]。しばしば誤解されるのは、「今日は一日ろくに食べてないからこの空腹は糖分に違いない」と身勝手な解釈をすることだ。たしかに血糖が下がれば気持ち悪い感じがするのだが、あとで書くように糖分やコレステロールは肝臓で合成されるので、血糖とか血中脂質の類が致死的に下がるということは1週間程度の断食ではまず起こらない。だいたいダイエットなんてしないといけない人はそもそもそれらが過剰蓄積されているのが普通だ。実際には例えば脂肪を糖に変換する過程で必要な物質が足りずに変換がうまくいかなくなっていることのほうが多い。「気持ち悪い」以外の空腹は、多くがタンパク質が不足しているタイプか、ビタミン・ミネラルタイプが不足しているタイプかのどちらかであることが圧倒的に多い。

2.3　カロリー

　カロリーとは、それを燃やしたときにでる熱量である。人間がどう消化するかなど関係なく、糖質だろうが繊維質だろうが、実験室で対象物を燃やしたときの物理的な熱量だ。炭水化物とタンパク質が 1g あたり 4 kcal（キロカロリー）、脂質が 8kcal である。カロリーという概念はダイエット界に深く定着しているが、実は激しく情報不足である。なんせカロリーだけでは炭水化物かタンパク質かの情報すらない。例えば茶碗一杯の白米は概ね 160kcal なのだが、豆腐一丁は 200kcal 以上ある。カロリーだけを見れば白米のほうがいいよね、となるが、もちろんそんなことはない。白米はだいたい炭水化物で、豆腐はだいたいタンパク質だ。ダイエットに必要なのはタンパク質のほうに決まってる。同様に、ポテトチップスの袋を見て「あ、一袋 250kcal か。じゃあこれを一日 3 袋食えばそれでいいな」という

[*4] 空腹のタイプを学習する良い方法の一つは、これを逆手にとることだ。空腹を感じたら、とりあえず何かを少し食べてみて、それで解消されなければ、別のものを少し食べてみる。そうして何の食べ物で空腹が消えるかをトライアンドエラーでチェックするのだ。

発想[*5]ではダイエットなど無理だ。減らしたいのが脂肪であるならば、脂肪をとらずにタンパク質をとることを考えないといけない。ポテチとは巨大な油脂と塩分の塊である。必要な栄養素がまったく摂れないので食べても空腹が残ってしまう。つまりはカロリーだけを見ていてもまったくダメなのだ[*6]。

　病院の栄養指導などでは食品がいくつかのカテゴリに分類され、80kcal を「1 単位」とする単位制になっている。そして各カテゴリから何単位まで食べてよい、というふうに指導される。同じカテゴリの中なら何をチョイスしても良い。栄養指導はこの方法に絶対の自信を持っていて、各カテゴリからの単位量を守っていれば絶対に痩せる、これで痩せないなら、なにか違反しているのだと言ってくるが、実は違反していなくても痩せないことがある。筆者もそうだ。原因はいくつかあって、大きな理由は基礎代謝のひどい低下だ。特にダイエットで糖質制限をしていると、身体は熱を生む筋肉を積極的に落とし始める。筋力低下や夜間の心拍低下[*7]などで一日の基礎代謝が減ってしまうと、想定通りには痩せてくれない。他にも、断食に慣れてしまってケトン回路が簡単に発動するようになってしまっていると、基礎代謝はすぐに下がってしまう。

　といってもこれは細かすぎる問題で、つまりまずは「カロリーだけを見ないで、その内訳に焦点を合わせて」各カテゴリから食べることが大事なことは言うまでもない。

2.4　踊り場

　精神論の最後にダイエットの難易度について少し書く。およそ高血圧とか高血糖とかになったことがある人はわかると思うが、この種の生活習慣病は突然来る。健康診断の検査値が腹囲くらいしか問題なくて「自分は大丈夫」と思っていても、徐々に異常が蓄積していって、あるとき突然高血圧になったり糖尿病になったりするのだ。そして、例えばいったん血圧が上がってしまうと簡単には落ちてくれない。体重を 5kg 程度落としたくらいでは全く血圧に変化はないし、東京から盛岡まで徒歩で踏破とか、常人が目をむくような量の運動をしても変化しない。そもそも血圧が高いと、ダイエット自体の手段に制約が出てきて、激しい運動をすると血管が傷つきかねないから、マラソンだ水泳だというのは難しい。これは何も高血圧だけではなくて、心臓が悪い人はそもそも運動に制限がかかるし、腎臓が悪い人は生野菜さえ禁止される。

　ゲームの難易度設定を例にするとわかりやすい。不摂生はただでさえ難しいダイエットの難易度を上げてしまい、選択肢が運動か食事かしかない中から、さらに取りうる手段を

[*5] 確かに 250×3 は 750kcal なので、一日をポテチだけで過ごしたら、数字の上ではダイエットになるのだが、実際はならない。

[*6] 「野菜ジュースだけ飲んでいよう」という発想も案外多い。ジュースは糖分なので、脂肪にはならないと考えているらしいが、必要以上の糖分は容赦なく脂肪に変換される。大抵のジュースにはラベルにカロリーが書いてあるが、だいたい 100ml で 20kcal とかだ。1 リットルで 200kcal。これは茶碗一杯分のご飯を上回る。

[*7] 筆者は夜間に脈拍が 30 台まで下がったりする。実際測定してみてびっくりした。

制約されてしまう。特に高齢になってから難易度をあげられると大変だ。本当にゲームオーバーになりやすい。だから現在の検査値が正常だからといって油断すべきではないし、手遅れにならない前にダイエットが必須だ。ダイエットがいかに難しかろうとも。

そしてこの「突然来る」というパターンは、逆に痩せるときのパターンでもある。ダイエットは決して努力に比して順調には痩せない。いくら運動しても全然体重が減らない踊り場と、一気に体重が減少する時期の繰り返しから成っている。そして（これは経験的な話だが）いかにも痩せそうなキリキリした食生活と運動を続けた後に、ちょっとだけ糖分（茶碗 1/3 のごはん）をとったりすると踊り場を脱したりする。ちょっとした糖分をシグナルとして体を安心させれば、体重減少を体が許容するのではないかと思っているが、理由は定かではない。ともかく、こうして踊り場があるということは、その踊り場状態が身体にとっては準安定的な状態であるはずで、踊り場をはみ出さないくらいなら一時的に食べても良いということだ。この踊り場にはいくつもの階層があり、そうして安定的に痩せた状態にするというのがダイエットの本来的な目的である。

なぜこうした身体指標に踊り場が発生するのか。定性的に書くならば、体の中の物質の代謝ネットワークがものすごく複雑だからだ。血液検査値の多くは対数正規分布という統計分布に従うことが知られており、これは生代謝における濃度積の平衡に起因する。ある物質が何らかの原因で濃度変化しても、それを補償するように関係する周囲の物質の濃度が自動調整されて変化が緩和される。ルシャトリエの原理というやつだ。こうした掛け算で調整されているシステムに特徴的な統計分布が対数正規分布である。ところがこの補償機構の限界を超えた濃度変化が起きると、ネットワーク全体がまるごと別の状態にシフトしてしまう。一種の相転移と言ってもいい。これが高血圧が簡単に治らない理由だし、ダイエットの踊り場の原因でもある。一旦シフトすると、その状態で変化が緩和されてしまうのでもとに戻りにくい。人体の中にある化学物質は数万種類程度と言われており、これらの作る代謝構造が部分的にシフトしたり維持されたりしながら人体全体として安定を保っている。生命とはそういうものであり、踊り場が存在することは環境変化を緩和する、歓迎すべき当然のシステムである。

3　断食の計算論

この章に書くことは『食べ放題でダイエット』と概ね同じことだが、やはりある程度の計算をして目標を射程内に収めないと話にならない。一口に肥満気味と言っても、いったいどの程度の脂肪をため込んでいるのか？　まずはその絶望的な数値を計算する。

仮に体重が 80kg で、体脂肪率が 30% の人がいるとする。体内に蓄積された脂肪は単純に掛け算すればいい。およそ 24kg だ。スーパーで売られているプラスチックぽい袋の米が 5kg だから、米 5 袋くらいを常時体内に抱え込んでいるわけだ。毎日朝から晩までそんな状態で歩いていたら、そりゃ苦しいし動きたくもなくなろう。この脂肪はどれくらいのエネルギーを蓄えているか。平均的な脂肪は、1g あたり 8kcal のエネルギーを蓄え

ている[*8]ので、24kg、すなわち 24000g なら約 20 万 kcal 程度のエネルギーになる。カロリーというのは、1 g の水を 1 ℃上昇させるエネルギーだから、kcal というのは 1 リットルの水を 1 ℃上昇させる程度、20 万 kcal というのは 2000 リットルの水を 0 ℃から沸騰させるほどのエネルギーである。つまり、体重が 80kg で、体脂肪率が 30% の人が体内の脂肪を完全に使い切ろうとしたら、それこそ銭湯が経営できるほどの熱量を放出しないといけない。もちろん、24kg の脂肪をすべて使い切ったら、人間は死んでしまう。仮にこの人が体重 60kg、体脂肪率 20% の状態を目指したとしよう。目標状態での脂肪量は 12kg だから、燃やすべき脂肪は、ちょうど半分だ。つまり 10 万 kcal、1000 リットルの水を沸騰させる程度である。これもお風呂が何回も湧かせるレベルである。

だが、この数字はどうも実感しにくい。具体的に、例えば断食だけで痩せようと思ったら、どの程度の断食をしないといけないのか。一日の基礎代謝を 1500kcal ほどとしよう[*9]。10 万 kcal を 1500kcal で割れば、なんと 67 日。つまり、黙ってじっとしているなら、二ヶ月も断食しないといけない。プロの修験者でさえ、こんな断食をしたら即身仏になってしまう。常人が続けられる断食は実際にはせいぜい 1〜2 週間程度である。しかも、人間の代謝メカニズムはきわめて複雑で多くの補助栄養素が必要だ。断食だけで痩せようと思ったら、もっと遥かに長い期間が必要になる。要するに、最初から断食だけではどうにもならないことは自明である[*10]。

次に考えるのは「運動」である。走ればエネルギーを使う。使えば確かに痩せる。走り回れば、いつかはきっと痩せるだろう。そんなことは小学生でも分かるが、実際問題、エアロバイクを最高負荷 200 W で 1 時間（3600 秒）漕いで 720 kJ なので、10 万 kcal（だいたい 400000kJ）を運動で消費するとすれば、500 時間以上漕ぎ続けないといけない。最高負荷で 1 日 1 時間漕いだとして 500 日以上。年単位の持久戦が必要なのは明白だ。ということで「そもそも運動で痩せようなんていうのは無理だ」というのはよくいわれる。職業アスリートならともかく、一般サラリーマン・学生にそんな一日中運動しているほどの時間も根性もない。

では、運動に意味がないのかというと、これがそうでもない。運動にはカロリーを使う以外の大事な効果が色々あるのだ。

[*8] 燃やせばそれだけのエネルギーが出てくるし、実際、脂肪酸は炭素と水素しかないので完全燃焼できる。

[*9] 標準の成人男子の一日あたりのエネルギー消費量は 2000kcal 強だとされるが、後で述べるようにダイエットでは代謝が落ちるのが普通だから 1500kcal くらいで妥当だと思っている。1000kcal でもいいかもしれない。

[*10] さらに、断食は経験上必ずリバウンドする。どうしたらリバウンドしないのかは、筆者も含めて、ダイエッターにとって永遠の課題である。自分の過去の経験をたぐっていくと、ダイエットを始めるぞ！ と意気込むときはだいたい結構な無茶が効く。1 週間くらい断食しても平気だ。ところがこれは長く続かない。そのうち無性に「脂肪」や「糖」をとりたくなってくるのだ。そして、いったんとりはじめると、もう収拾つかず、喰いまくって、もとの体重より増加してしまう。これがリバウンドである。つまり、真の敵はこの「無性にとりたくなってくる」欲求であり、ここを攻略しないとダイエットは成功しない。

- 脱塩：血液の塩分濃度はかなり微妙に調整されているが、それとて上限と下限があり、いつも塩分濃度が上限付近だと色々と悪影響を及ぼす。実は塩分は血中にあるだけではなくて、細胞間隙にもある。いったん血管から出てしまった塩分は回収に手間がかかるので体内に残りやすい。そして、理由は謎めいているが、塩分は空腹を誘導し、塩分濃度が高いと、とにかく食べたくなるという悪影響をもつ。運動で汗をかいて強制的に脱塩することは（逆説的に聞こえるが）実は空腹を「抑える」効果がある。
- 老廃物の除去：漢方あたりだと肝腎といって肝臓と腎臓がセットで語られるそうだが、生化学的には、肝臓で排出物を作り腎臓でそれを濾しとる、というサイクルが主流だ。太りすぎで肝機能障害が出てるとこれがうまくいかず、体内にますます老廃物が溜まるという悪循環に陥る。運動で汗をかくことは、少なくとも水溶性の毒物を排出するのには効果がある。
- 神経系の強化：運動は神経を鍛えるものである。神経回路はよく使われるところが強化され、信号が伝達されやすくなるので、筋肉を動かすために脳と末梢との間の信号をバリバリ流してやれば、同じ強度の信号でも筋肉に届きやすくなり、筋肉が収縮しやすくなる。筋肉がよく収縮すれば筋肉は落ちない。運動の効果は、カロリーを使うというより、カロリーを使いやすくする点にある。このことは、普段不随意的に使っている筋肉にも言える。節食で胃や腸を使わなくなると、それらの筋肉が落ちてしまい、不随意的な運動量が減る。それはすなわち基礎代謝が減ることを意味する。運動でインナーマッスルを動かすことは不随意筋にも良い影響を与える。

　こうした諸々の理由から、医者は一般に節食と運動を組み合わせてダイエットすることを勧める。それはそれで正しいのだが、中高年になると塩分控えめにしても運動してもまったく脂肪が落ちなくなる。それなのに痩せないと健康上ヤバいというときに、脂肪吸引とか胃を切除するといった荒行の一歩手前は、やはり断食だ。非医療的ダイエットの最終兵器とも言える。二ヶ月も一気に連続断食することは無理だとしても、それを分割払いにして、あいだに運動を挟んで調整すればなんとかなるのではないか。この冊子で「断食」というときは、実はそういう運用を想定している。だから「年単位の長期戦」になるのだ。

4　断食の知識論

　ここまできてやっと「断食」という語をそれとなく定義しておきたい。世間でこの語は曖昧に使われている。イスラム教のラマダーン断食は昼間だけ食事を抜いて夜は食べ放題だ。週一回の「月曜断食」とか1食だけ抜く「16時間断食」というものもある。古い時代の断食は修行が目的で「苦しみを耐え抜くこと」が主眼だったから本当に朝から朝まで水以外なにも摂取してはならないとされていた。ここで断食とは何をどうすることなのか？

　現代では修行目的など少数派で、むしろ単純にダイエットのためだろう。しかも断食は苦しいから、やった気分になれればそれでいいという人もいる。しかし気分だけじゃ実際ダイエットにはならない。ちゃんと断食しつつも、安全かつ効率的に痩せることを主目的

にするべく、この冊子では断食において期間ではなく、摂取するものとして次に規定する。

▷ 断食中は、水、（砂糖・ミルクなどが含まれない）お茶、ブラックコーヒー、ビタミン剤、カルシウム剤以外を摂取してはならない。また、それらのものは積極的に摂取してかまわない。

　簡単に言えば脂質と糖と固形物を除けば OK という立場だ。その上で結論から書くならば、断食の要諦は「水を飲むこと」と「断食終了後こそ真の戦い」の二点に尽きる。ただし、この二点がどれほど大事なことなのかを理解するには知識が必要だ。だから具体的に、断食を始めたら体の中ではなにが起きるのかという内科的変化を書いてみる。各臓器の基本的な知識は割愛する。

4.1　消化管

　体に固形物を入れなくなると、当たり前だが、最初に影響を受けるのは消化管だ。何といっても消化しなくて良くなる。腸内の pH を調整しながら消化液を出さなくて良い。前提にしていた栄養が入ってこなくなり、腸内フローラは壊滅的な破壊を受ける。腸内細菌は数百兆個はいると言われていて人体の細胞数より多い。重さも 1 から 2kg くらいあると言われる。全てが死滅するわけではないが、多くは死滅するだろう。死んだ腸内細菌は分解され、人体の栄養に使われる。これで単純に 1 から 2kg は体重が減る。

　腸壁は通常かなり活発に代謝をしている。次から次へと新しい腸壁ができては剥がれ落ちているが、断食を始めて 1 から 2 日後に、この腸壁の死骸がほとんど下痢のようなもので形で出てくる。下痢だと慌てることはない。そして一旦出てしまったら、この腸壁代謝もほぼ停止ししてしまうので何度も出てくることはない。

　胃腸というのは概ね筋肉に属するものなので、ろくに働かなくて良くなると数日をかけて劣化していく。なんせ断食で一番先に落ちていくのが筋肉だ。一日や二日程度なら大した影響はないが、一週間を超える断食では胃腸の筋肉が劣化してしまい、いきなり消化しにくいものを投入すると、ほぼ確実に下痢になる。筆者は一週間の断食明けにいきなり「天下一品」のラーメンを大盛りで食べるという無理をしたことがあるが、やってはいけない典型例だ。

　消化管の周辺では重要なことが起きる。免疫の移動だ。人体の免疫は非常に多くが腸の付近に集中していて、栄養吸収とともに侵入を試みる細菌やウイルスを瀬戸際防衛しているのだが、これが必要なくなると免疫は相対的には全身に散らばることになる。というのも免疫の主体は白血球という有核細胞であり、彼らは異物を食うことで栄養源にしているからだ。腸から餌となる細菌やウイルスが入ってこなくなったら、餌を求めて体内全体の異物を徹底除去し始める。断食でガンが治ったと称する人たちがいるが、もし本当にそうなのであれば原因は二つ考えられる。一つはこの免疫の活性化。もう一つはガン細胞が成長するために必要な糖成分が供給されずにガンが大きくなれなくなるからだ。

　免疫が強くなるから素晴らしいと単純に思うのは愚かだ。これは断食が終了するときに逆に効いてくる。腸の周辺にろくに免疫が残っていない状態で、細菌だらけの食事をとる

9

と、すぐに異物が体内に入り込んで病気になる。であるから、断食を終了する際には、（ほぼ残っていないだろう）腸内細菌の助けを借りずに消化できるもので、たいして蠕動運動も必要なく、かつ加熱していて細菌類が少ないものからスタートするのが定石だ。一般には「白湯」から入るものである。

4.2　血管

　消化管の次に急激な変化を受けるのが、血管である。これは水分に関係する。人体は通常毎日数リットルの水分を必要としている。直接飲むだけでなく、固形物に含まれている水分も合算して数リットルだ。水は尿になったり皮膚から蒸発したり吐いた息から外に出ていく。断食してようがなんだろうが、水分は絶対的に必要である。だから断食中でも水は絶対に飲まないといけない。一般に水分は栄養源にならない上に、体温を奪うので、断食中は「水を飲みたくない」と思うのが普通だ。適度なぬるま湯が作れる環境ならそれが望ましく、そうでなくても無理して飲む必要がある。実際これは結構きつい。水がものすごく不味く感じるのである。「不味いんだから体が必要としていないんだ」と考えてはいけない。不味かろうがなんだろうが、強引にでも水を飲まないといけない。実際の断食道場でもこれは厳しく指導されることの一つである。

　それでも水分は足りなくなる。そもそも血中の水分というのは糖分やナトリウムといった溶存物質の濃度を一定範囲に保つために量が決まってくる。少なくとも断食で糖分が減るなら[11]、その分の水分はどうやっても抜けてしまう。かといって塩分を追加摂取すればいいかというとそれは誤っている。結果どうするかというと、他の電解質、カリウムとかカルシウムとかマグネシウムをサプリから補ってやる必要がでてくる。特に大事なのはカルシウムだ。水分が減れば血圧も下がり、総量としての血液が減るので、抹消までカルシウムが届きにくくなり痙攣を引き起こしやすくなる（例えば冷たいプールに浸かっていると足が攣ったりするのは概ねそれが原因である）。実際、断食中は普段より足などの痙攣頻度が増えることがあるが、単純に水とサプリで解決できる場合も多い。またカルシウムは血圧コントロールや脳神経（カルシウム不足でイライラするというやつだ）にも関

---

[11] 実は体内の糖分の総量はそれほど多くなく、体全体でせいぜい 200g（800kcal 相当）程度である。よく言われるように、瞬発的な運動には糖が使われる。糖の総量値が意味することは、瞬発的な運動がせいぜい 800kcal 程度分しか持続できないということだ。息が続かないのは、根性がないからではなく、体がそもそもそういうふうに出来ているからだ。足りない糖は肝臓が他の材料から合成するのだが、代謝経路は複雑で、特に脂肪を分解して糖にするのはかなり大変である。脂肪はグリセリンと脂肪酸の結合物質だが、エネルギーをため込んでいるのは脂肪酸の方であり、これの正体は炭化水素の鎖にカルボキシ基がついたものである。カルボキシ基のほうはどうでも良い。脂肪の燃焼とは、複雑な過程をすっとばして結果だけを見れば炭素と水素の鎖が燃えて二酸化炭素と水になる過程である。脂肪の重要な性質は「水に溶けない」ということである。これは、当たり前のことだが、血液に溶かして運べないことを意味するのであり、それはつまり、脂肪が即効性のエネルギーとしては使えないことを意味する。実際、脂肪をエネルギーに変える過程は複雑怪奇を極める。だから「痩せにくい」のだ。

10

係している。不足分はだいたい骨を溶かして供給されるが、それよりは不足させないことが大事だ。

それでも糖と対応する水分は抜けるし、血球の数はそうそう急に変化しないから、いわゆる「血がドロドロ」という状態になる。これだけでも脳梗塞などを引き起こしやすい。さらにまずいことに、糖が不足すると肝臓は脂肪をエネルギーに使おうとして、脂肪を輸送するためのコレステロールを増産する。そして血中にいわゆる悪玉コレストロールLDL が増えてくる。LDL は脂肪輸送中のトラックのようなもので、だいたい過積載だからよく血管壁にぶつかって脂肪を撒き散らす。この撒き散らされた脂肪をうまいこと回収するのが善玉コレステロール HDL なのだが、LDL が相対的に増えすぎると事故処理が追いつかず、撒き散らされた脂肪が動脈硬化を引き起こす（一般には LDL/HDL を 3 以下にせよというのが内科指針である）。なんせ脂肪は水に溶けないから、放っておいても一向に流れていかない。もちろん動脈硬化は一日や二日で進行するものではないが、もともと血がドロドロになっているところに LDL が増えれば血栓ができる確率は跳ね上がる。といっても脂肪を燃焼させるというのは断食の一つの大事な目的なのだから、LDLが増えること自体は黙認せざる得ない。となれば血をドロドロにしないために水分を過剰なくらい摂取して薄めることが要諦となるのである。

4.3　肝臓・膵臓・腎臓

断食によってこれらの臓器は、短期的には悪い方向には向かわない。肝臓は日々食物から摂取される謎の毒物を解毒しないといけないので、負荷を減らす休肝日は大事だ。膵臓のインシュリン細胞も糖が入ってこなければインシュリンを分泌する必要もなくなり、休養することができる。解毒しないといけないものが少なければ腎臓のろ過も負荷が減って休養できる（ただし腎臓を休めるには十分な水分が取られていてろ過に際して目詰まりを起こさないことが前提だ。また細胞代謝減衰で増える尿酸にも注意がいる）。

断食中において肝臓はそれでも結構仕事が多い。まず血糖値を一定程度に維持しないといけないので、脂肪やタンパク質を化学処理して糖を作り出す必要がある[*12]。分解すべき脂肪を脂肪細胞からもってくるために LDL や HDL を合成するのも肝臓の仕事だ。食事がないからといって全くサボってはいられないが、それでも負荷が減ってくれることは歓迎だろう。

4.4　脂肪組織

対して脂肪組織には独自の問題がある。一般に動物の毒物は肝臓と脂肪に蓄えられるというが、脂肪組織にも脂肪だけではなくて、無毒化に失敗した毒物が一緒に溶け込んでいるのが普通だ。有害物質は大きく分けて水溶性と脂溶性に分類されるが、脂溶性の毒物は

[*12] 「糖新生」という。合成経路はかなり複雑。

一般に処理が厄介だ。というのも肝臓内の代謝処理はほとんど水を前提とした酵素反応なので、そもそも水に溶けてくれないと化学反応が進んでくれない。それで困ってしまって原発処理水のごとく、未処理のまま脂肪組織に送り込んで一時保管してもらうことになる[*13]。断食で脂肪が溶け出すと、それまで脂肪組織に溜め込まれていた未処理の毒物も一緒に溶け出してくる。肝臓はエネルギー不足の中で、今度こそ先送りにしていた毒物処理をしないといけない。こうして断食中にはしばしば通常とは異なる体の変化が出てくる。アレルギーはよくあるものの一つだ。外から何も摂取してないのに無性に痒くなったり、湿疹ができてきたりする。断食の本によっては好転反応と捉えていることもあるが、実際のところ原因ははっきりしない。おそらく毒物処理の過程で色々起こった結果がアレルギー的な症状として出てくるのだろうと筆者は考えている[*14]。ただし証拠はない。

　それで、ではどうすればいいかというと、やはり「水分をたくさん摂る」に帰着する。肝臓で頑張って代謝したとしても、もとの物質が脂溶性だと、脂溶性の骨格部分（石油由来の食品添加物にありがちなベンゼン環等）が残っていて難溶性になりがちだ。血管の途中に引っかかれば活性酸素をばらまいたり血栓のもとになったりする。さっさと腎臓にもっていってろ過するためには、血液ドロドロでは困る。

4.5　脳

　断食を批判する人がよく言うのが「脳は糖しかエネルギーにできない」のだから「糖を摂らないと脳細胞が死ぬ」という言説である。これは誤っている。確かに脳で脂肪を直接使うのは無理だが、脂肪を分解した結果出てくるケトン体という物質は脳のエネルギーになる[*15]。というより、断食中はほぼケトン体が脳のエネルギー源である。人による違いは大きいのだろうが、筆者の体験からすると、糖による稼働に比べてケトン稼働ではむしろ邪念が減ってスッキリした思考ができるというものだ[*16]。

　断食と脳に関して現実的にシビアな問題は「眠れなくなる」ということである。血糖が低くなるのだからいつも眠くなるだろうと思いきや、そう簡単ではない。飢餓においては必死に餌を探すのが当然であり、むしろ冴えてくるものだ[*17]。思うように眠れなければ

[*13] ジャンクフード好きの人が太るのは、こうした未処理の毒物を保管するために、脂肪組織を必要とするからという逆説的な説明も成り立つのかもしれない。なんせジャンクフード自体はカロリーがむしろ少なめなのである。

[*14] 高齢になってからこうした脂肪組織由来の脂溶性毒物が一気に溢れ出てくると、その処理で活性酸素が大量発生し、ガンなどを誘発する可能性があろう。毒物を摂取しないことが最良だが、食費に回せる資金がない現代ではある程度はやむを得ない。結局、貯めたら定期的に断食などで脂肪組織から毒物を抜いていく作業も考えるべきだと筆者は思っている。

[*15] ケトン体は一般に飢餓になると合成される臭い物質の総称だが、だいたいは 3-ヒドロキシ酪酸を指す。

[*16] ケトン体の効果の一つに KATP チャネルを抑制してニューロンの膜電位を低下させるというものがあり、癲癇発作に効くとか効かないとか言われている。

[*17] 栄養が不足しているのに頭が冴えるというのは、少し信じられないかもしれないが、安心せ

イライラするし、筆者が「断食なんてやめちまえ」と思う挫折原因の筆頭はこの不眠である。不眠も空腹と同じで様々なパターンがあるが、ミネラル不足が原因のことは多い。脳のミネラル不足は瞬時に影響を与えないが、ホルモンバランスの崩壊という形で確実にダメージが蓄積していく。対処は簡単で、サプリメントの積極投入だ。

それでもだめな場合、別の原因で不眠になっていることがある。眠るための経験的方法論としては、体温をいったん上げ、徐々に下ろしていく。十分に水を飲んでから熱い風呂やシャワーで血を回したりすることは不眠対策には効果的だ。眠気というのは、体温がゆっくりと下降する過程で起きる。それでもダメならメラトニンを入れてみるとか、睡眠剤を使うとか色々と方法はあるだろうが、最終的には「眠れなくても当たり前」と割り切ることも大事だ。

脳の状態は、実はダイエット全体でとても大事な点である。食事や運動のやり方は、巷のダイエット本に散々に書かれている。どれでもそう大差はない。が、脳の鍛え方は書かれていない。エネルギー不足の体は、出来る限り使っていない部分をリストラしてコストを減らそうとする。運動ばかりして脳を使わないと、脳がリストラされてしまう。馬鹿になってしまうのだ。現代人たるもの、それでは困る。断食中の脳はケトン体で動いていて、頭を使うこと自体はできる。であるから断食中であっても脳細胞を酷使するように散々に考えるような作業をし、脳による基礎代謝を上昇させておくことだ。これはある意味、ダイエットそのものを不要にしてしまう。典型的な科学者像に痩せこけた人物が多いのはこの辺の事情による。彼らは寝ず食わずで怪しい新発明に没頭しているから、筋肉なんてなくても脳細胞が栄養を全部使ってしまうのである。

4.6　筋肉

最後に筋肉への影響を書いておく。シンプルだ。断食によって筋肉は容赦なくどんどん落ちていく。これはどうにも抗いがたいのだが、断食中も欠かさず一定程度の運動をすることで筋肉低下のスピードを抑えることはできる。具体的には、よく準備運動をしてから階段の昇降を行う。階段昇降は断食中において、取りうる一番きつい運動の一つである。

「よく準備運動をする」という点は極めて大事である。一般に血糖が低い状態で急な運動をすると、ひどい頭痛などを伴って眼前がブラックアウトし、大変な恐怖感とともに、文字通りぶっ倒れてしまう。この種のハンガーノックは平時でも過激な運動をすると起こるのだが、飴かスティックシュガーを無理矢理飲み込むか、救急車を呼ぶ以外の対処がない。筆者もくらったことがあるが、断食どころの話ではなくなるので「よく準備運動をする」は絶対的に必須の条件だ。具体的にはゆっくりした歩行などで、心拍を 100 程度にまで上げておくことが大事である。低血糖だと、ただの歩行でも簡単に心拍は上がる。その

よ、実は頭はちっとも冴えていない。計算問題でもやればよく分かるだろう。頭は本当は疲れているのだけど、原料不足で「眠りを誘導する物質」が作れないから、仕方なく冴えているように感じるだけだと思っている。

うえで階段 100 段程度を 30 分以上の時間をかけてゆっくり上るのだ。これはもう登山の一種である。駆け上がるなんていう無茶はやろうとしてもできない。平時ではサクサクのぼれる階段でも、ものすごく息が上がるし、まるで標高 8000m でアイガーに挑戦しているような苦しみを味わう。一日一回で良い。これを毎日やっていると筋力低下は最低限に抑えられる。

　四肢の筋肉のみならず、心臓を動かすことで心筋の劣化も押さえられる。さらに水をたくさん飲むことは胃腸に刺激を与えて、その筋肉劣化を抑える。そういう点でも水を飲むことは大事である。

5　断食の復帰論

　断食中には水を飲むことが大事なのだと、前章までのいたるところで書いた。もう一つ大事なポイント「断食終了後こそ真の戦い」について書いておきたい。実は断食実施中は、一般的に予想されるより苦しくはない。基本的には気持ち悪いだけだ。むしろ日々更新される達成感で高揚し、一週間やそこいらなら元気よく達成できる。しかしその後が難しい。

　考えることは「最初に何を食べるか」である。断食直後は腸内細菌叢とか腸の付近の免疫がぼろぼろになっているので、消化に苦労しないでかつ細菌の少ないものから摂取する必要がある。伝統的に白湯から入るとされるのだが、思うに糖質から入るのはあまり良くない。というのは、少量の糖質は「猛烈な空腹」を誘導するからである。断食をしていないときでも「自分にご褒美」とかいってシュークリームを一つ食べたらとまらなくなった、みたいな経験はあろう。糖質が引き金となる「猛烈な空腹」はあまりに抗いがたい衝動であり、バクバク食べ始める引き金になる。断食が修行目的であるなら、まさにその衝動に抗うことこそが修行なのだが、ダイエットという観点からすると愚の骨頂である。

　そうはいっても消化に悪い繊維質は即下痢になるし、加熱していない自然食品には細菌類が多く付着していて病気になる。筆者が勧めるのは「プロテインパウダー」である。これは高分子のタンパク質なのだが粉末なので消化に際して腸の蠕動運動を必要としない。また水分がないため細菌が繁殖していない。さらにタンパク質は主に胃で消化されるものなので、タンパク質を最初に入れてやると胃液が盛んに出て、それを中和するために小腸の消化液もたくさん出て、腸内に溜まった腐敗気味の残留物を一掃できる。そして何より血糖が上がらないので「バクバク食べる」という引き金にならない。

　それで腸を長い眠りから覚まし、免疫を腸管の周辺に戻してやるまでに半日から一日程度が必要だ。つまり断食明けの初日はプロテインパウダーをお湯で溶いたものだけを飲んでやる。水は相変わらず頑張ってたくさん飲む。そして翌日以降に、今度は野菜などの繊維質を加える。つまりプロテインパウダーと野菜だ。この段階でも糖を入れない。血糖があがらないので仮に野菜類に付着した細菌が血中に入っても、激しく増殖することはできないから病気にまでなりにくい。経験的に、概ね最初の野菜は消化不良でそのまま下痢になって出てくる。それで問題ない。ビタミンやミネラルの類を腸から吸収させ、腸内フ

14

ローラを再構築することが目的である。

　基本的な考え方としては、いかにして血糖の急激な上昇を抑えるか、そして当分の全体的血糖総量を抑えるかである。そうでなくては簡単にリバウンドしてしまう。理想的には断食後一週間程度は、そもそも糖質を一切入れなくて良い。タンパク質と野菜だけを摂っていれば、そこに含まれている少量の糖で体は十分回復できる。インシュリンの分泌が必要なほど、そもそも血糖を上昇させない。こうして「糖をあまり摂取しない」という食生活を常態化させ、一旦リセットした腸内フローラを新状態に適切な構成に作り上げることこそが「痩せている状態が身体にとって安定な状態にする」ことにおいて大事なのである。

　タンパク質や野菜を摂取するにあたって重要なことは「極力味付けをしない」という点である。特に脂肪分と塩分を徹底して抜くことが大事だ。塩分は空腹を誘導するし、脂肪と糖質はほとんど同値と思っていい。幸いにして断食後は味の感覚が鋭敏になっていて、平時ならそれほどとも思わない味付けを「濃い」と感じやすくなっている。この感覚をできるだけ維持することは大事である。一週間程度タンパク質や野菜だけ摂っていれば、それだけで血糖も平時に戻ってしまう。すると強めの運動をしてもハンガーノックになりにくくなる。筋肉を再生し筋トレを再開し、これで断食と運動の一サイクルが完成する。あとはこれを目標体重になるまで繰り返すだけだ。

6　おわりに

　典型的な断食の経過を書いておく。雑誌や断食本やスポーツジムの宣伝では何週間で何kg痩せたという結果しか書かれていないが、大事なのは、それがどういう身体・精神過程を経てそうなったかだ。過程を書かないと、いざ断食を始めたら、状況が変わるたびに不安になってしまう。

　まず断食を始めると、一気に1〜数kgの体重がおちる。これで驚喜する人が多いが、実は糖の減少にともなって血中の水分が抜けただけなので、嬉しくも何ともない。脂肪が落ちたわけではないから、これでいい気になって再び食べたら、リバウンドするのは当たり前だ。水は重いし、人体の中で最も多いのも水だから影響も大きい。ペットボトルのお茶を一本飲んだら、それだけで体重は1kgも増えてしまう。人間が夜中にかく汗は4リットルと言われる。素直に考えると寝起きと寝る前では4kgの体重差があるわけだ。こんなに変動幅が大きいのに、風呂場の体重計に乗って、やれ500g減っただとか1kg増えたと大騒ぎするのは、あまりに愚かである。

　先を続けよう。数日で半透明な下痢のようなものが出てくる。先にも書いたが腸壁である。これは全く気にしなくて良い。断食をしながらときどき散歩などしていると、こんどは体温自体が落ちてくる。そして3日くらいで空腹で居ることには慣れてしまい、さほど気にならなくなってくる。そして、次の問題がくる。「眠れない」である。サプリ飲んで耐えるしかない。

　断食向きの睡眠リズムを取り戻すことができれば、あとは「恐怖を伴う空腹」に注意しつつ続行するだけだ。ケトン体のせいで朝から晩までいつも気持ち悪いが、それは気にし

ない。「恐怖を伴う空腹」が来たら、さっさと中止するか、そこから先はいつでも中止できるように白湯を用意しつつ心拍変化など微妙な兆候にも注意して手探りで進む。実際のところ医師の監督が必要である。この段階では劇的に体重が落ちる。ただしどんなにひどい断食でも体重 50kg を割ってはいけない。それ以下は復帰が難しくなる危険水域だ。だいたい人間が餓死するのは体重 30kg 台である。

だんじき りろん
断食の理論

2023 年 12 月 31 日 初版 発行

著 者	シ （し）
発行者	星野 香奈 （ほしの かな）
発行所	同人集合 暗黒通信団 （https://ankokudan.org/d/）
	〒277-8691 千葉県柏局私書箱 54 号 D 係
本 体	200 円 / ISBN978-4-87310-274-0 C0047

Σ∞ 乱丁・落丁は理論的には起きにくいが絶対に起きないとも言い切れない。